# MÉMOIRE

## EXPLICATIF ET COMPLÉMENTAIRE

### DE LA

## CRITIQUE DU VACCIN EN GÉNÉRAL

### ET DU VACCIN DU CROUP EN PARTICULIER [1]

Soumis à l'appréciation de l'Académie de médecine de Paris

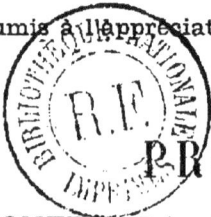

---

## PROTESTATION

### CONTRE LA VACCINATION OBLIGATOIRE.

---

*Messieurs les Membres de l'Académie de médecine de Paris,*

C'est en raison de la découverte de la — fermentation animale — dont je réclame la priorité, au cours de laquelle nos liquides normaux constamment renouvelés se débarrassent perpétuellement aussi, non-seulement des matières non-assimilables de la nutrition solide et liquide, mais encore des ferments parasites qui les souillent, lorsque nos bouillons de culture ne sont pas contaminés eux-mêmes; que je me permets, Messieurs, de protester non-seulement contre l'antiseptie, mais encore contre la vaccination obligatoire.

Car les conclusions résultant de mes études sont confirmées à la fois par la logique et des faits, et

---

(1) Voir à la page 127 et suivantes.

s'appuient également encore sur d'autres faits, que j'emprunte à une lettre adressée en juin 1890 à M. William Tebb, membre de la Ligue universelle des anti-vaccinateurs, par M. le docteur Pigeon, que je n'ai pas l'honneur de connaître personnellement, mais qui m'a fait parvenir ses œuvres, en échange d'un exemplaire de mon livre sur la Vie, que je me suis permis de lui envoyer à titre d'hommage respectueux.

« Voici ce que disent les auteurs classiques, nous » apprend M. Pigeon au cours de la susdite lettre, dont je » possède un exemplaire :
» La vaccine est une inflammation pustuleuse qui » présente les plus grandes analogies avec la variole. » (*Pathologie* de Roche et Sanson, tome 1er, page 330.)
» Les pustules commencent à se manifester le qua-» trième jour et vont en augmentant jusqu'au quinzième » jour, avec accompagnement d'une tuméfaction du tissu » cellulaire sous-cutané, d'une auréole rougeâtre autour » de chaque pustule, d'une chaleur mordicante, d'une » vive démangeaison, de pesanteur des bras, dont la » douleur se propage aux ganglions axillaires, d'un état » fébrile, etc..... Puis, à partir du douzième jour sur-» vient la période de décroissance, qui ne se termine » définitivement que du vingt-cinquième au vingt-» septième jour (1).
» Ce n'est pas tout. La vaccine se complique parfois » d'eczéma, d'ulcère, de ganglionite, d'abcès, d'érysipèle, » d'ophthalmie, de suette, de convulsions, de gastro-» entérite, etc.; toutes complications capables d'en-» traîner plus ou moins rapidement la mort ou des » infirmités.
» Hélas ! dans ma longue carrière médicale, au milieu

(1) La période ascendante et celle de décroissance remarquées au cours de toutes les fièvres, également communes à toutes les fermentations alcooliques, sont à elles seules la preuve la plus évidente que nos liquides normaux sont soumis aux mêmes lois de la fermentation alcoolique à périodes ascendante et décadente.

» d'une nombreuse population ouvrière, j'ai eu le triste
» avantage de rencontrer la plupart de ces accidents.
» Ils sont d'ailleurs consignés dans les ouvrages de mé-
» decine, en particulier dans le *Manuel des maladies de*
» *l'enfance*, des professeurs d'Espine et Picot, de Genève.

» Telle *est la maladie que nous infligeons nous-mêmes* à
» nos pauvres enfants, dans la pensée de les mettre à
» l'abri de la variole, qu'ils peuvent fort bien ne jamais
» avoir (1).

. . . . . . . . . . . . . . . . . . . . . . . .

» Voyons si du moins cette vaccine, laquelle, ainsi
» que nous venons de le voir, est loin d'être sans souf-
» frances et sans péril, préserve en réalité de la *variole*.

» Mais d'abord, qu'est-ce donc que cette variole, au
» sujet de laquelle il se fait plus de bruit que pour toutes
» les autres maladies ensemble ?

» La variole à entendre les vaccinateurs serait la
» *maladie terrible* par excellence, dont aucune autre
» n'égalerait les ravages. Aussi est-elle la plus redoutée
» du public. Voici au contraire ce qu'en pensent les
» auteurs : La variole sans complication se termine
» presque toujours d'une manière favorable du quinzième
» au vingtième jour. (*Dictionnaire de médecine*, quinzième
» volume, page 587.)

» J'ajoute qu'avec un traitement rationnel appliqué
» dès le début, les complications sont excessivement
» rares, et que dans l'immense majorité des cas la gué-
» rison s'opère sans cicatrices au visage. Mon service
» gratuit des usines de Fourchambault m'a fourni à ce
» sujet de fort nombreuses et concluantes observa-
» tions (2).

(1) Absolument comme Gribouille qui, voyant surgir un orage à
l'horizon, se jette à l'eau pour ne pas être mouillé. Réflexion que
j'emprunte à un jeune praticien de bon sens, qui répudie avec juste
raison cette méthode absurde si profondément ancrée dans nos
mœurs !

(2) Il est incontestable que la crainte d'être défigurées entre pour
une large part dans l'horreur qu'éprouvent, les dames surtout, pour
la variole.

» D'où peut provenir une telle différence dans l'appré-
» ciation de la variole ainsi que de la vaccine?

» A chacun d'en décider!

» Quant à la prétendue propriété qu'aurait la vaccine
» de préserver de la variole, elle est si formellement
» démentie, tant *par les statistiques de tous les pays* que
» par les nombreux cas de variole, que l'on voit se
» produire chez les vaccinés à chaque épidémie, que je
» m'abstiens de toutes réflexions à ce sujet.

» D'ailleurs, quel est le praticien ayant assisté à des
» épidémies de variole, qui n'en a pas rencontré des
» cas, de nombreux cas, chez les vaccinés?

» S'il en est un seul, qu'il se montre! qu'il parle!
» qu'il s'inscrive en faux contre l'ombre de Tardieu qui,
» le cœur brisé de déceptions pendant l'épidémie de
» 1870, à Paris, ne put retenir ce cri de douleur en
» pleine Académie, ce sanctuaire des vaccinations :

» ON VACCINE D'UNE FAÇON RÉGULIÈRE ET GÉNÉRALE
» DEPUIS LONGTEMPS, *et, ne craignons pas de l'avouer,*
» *malgré tous nos efforts, l'épidémie suit sa marche*
» ASCENDANTE, EN SE RIANT DE LA VACCINE ! *Nous avons*
» *beau dire qu'elle est un remède souverain,* LE CHIFFRE
» DE PLUS EN PLUS FORT DES DÉCÈS DE CHAQUE SEMAINE
» PROCLAME LE CONTRAIRE !!

» Pour ma part, je tiens à déclarer que pendant la
» dernière épidémie qui a régné dans mon service des
» usines, sur environ 400 cas de variole, il y en a au
» moins *350 chez les vaccinés* et d'autres familles chez
» lesquelles ce sont également des vaccinés qui ont été
» les premiers atteints !

» Il est aussi à ma connaissance que dans une famille
» composée de sept membres, les six sujets qui étaient
» vaccinés ont eu la variole, tandis que *l'autre, non*
» *vacciné, qui les a tous soignés, est resté indemne !*

» Enfin, je connais des personnes âgées, non vacci-
» nées, qui se sont trouvées dans plusieurs épidémies
» de variole, sans jamais avoir eu cette maladie.

» Depuis le dernier congrès (anti-vaccinateur) de
» Cologne, il s'est produit tant de faits analogues, que
» je me bornerai à en rappeler quelques-uns concernant
» simplement la fièvre typhoïde, la diphtérie et la tuber-
» culose.

» Le premier de ces faits, je l'emprunte à un rapport
» de M. de Freycinet, ministre de la guerre, disant que :
» la maladie qui fait maintenant le plus de ravages dans
» l'armée (obligatoirement vaccinée et revaccinée) est
» la fièvre typhoïde.

» En treize ans, elle a atteint le chiffre de 141,648 sol-
» dats et entraîné 21,116 décès. Tandis que dans cette
» même période, elle n'a enlevé à la population civile
» (non astreinte aux revaccinations) qu'une proportion
» sept fois moindre, malgré les conditions défavorables
» dans lesquelles vit une partie de cette population.

» C'est le docteur Hamilton, médecin de brigade aux
» Indes-Orientales, qui nous fournit le second fait :
» *L'armée anglaise (vaccinée et revaccinée à outrance) paye*
» *un tribut fort lourd à la fièvre typhoïde ! !*

» Le troisième fait est extrait du bulletin de la mor-
» talité de Paris en 1881 :

« Une épidémie de variole s'étant déclarée en 1881, à
» Paris, des vaccinations et revaccinations y furent
» pratiquées dès le début avec la plus grande activité, il
» s'ensuivit des cas de plus en plus nombreux de
» dyphtérie et de fièvre typhoïde. »

. . . . . . . . . . . . . . . . .

Ces faits précis, que j'ignorais et qui m'ont été révélés
par la lecture des documents que M. le docteur Pigeon
m'a envoyés en retour du livre que j'ai eu l'honneur
d'offrir à ce savant, dont la profonde considération que
lui témoignent ses compatriotes, est le couronnement
d'une carrière noblement remplie, ne confirment-ils
pas, même au-delà de mes prévisions, les conclusions
rationnelles qui ont été le résultat unique de mes études

comparatives? C'est-à-dire que la pratique de la vaccination obligatoire ou non, est une colossale mystification!

De même que celle de l'antiseptie est un crime! ainsi que l'ont reconnu ceux mêmes qui l'ont pratiquée avec le plus de conviction et d'acharnement, de même encore que tôt ou tard, les adeptes de la vaccination seront forcés de se rendre à l'évidence! A moins qu'on ait l'intention de continuer, *le cœur léger*, sans tenir compte de faits visibles, tangibles, palpables, à dépeupler la France, en achevant de faire de l'économie de nos enfants, un foyer de pourriture!!

N'est-il pas question, en effet, d'introduire bientôt le vaccin de la diphtérie, du cancer, de la tuberculose, etc., etc.!?

Il faut que ceux qui se livrent à ces recherches se soient absolument perdus dans ce labyrinthe sans issue, où les théories de M. Pasteur surtout, ont contribué à les égarer! Car il est notoire pour tous ceux qui ont pratiqué les cultures de bactéries, soit au moyen de bouillons de malt, soit avec des moûts de fruits atténués en partie, que, plus on ensemence un liquide fermentescible passé à l'état acétique faible, plus grande est la virulence qu'acquièrent, non-seulement ces liquides, mais encore les ferments qui les actionnent, après de nombreuses cultures. C'est l'*a, b, c* des cultures expérimentales! Loi immuable, unique, à laquelle obéissent également nos liquides économiques, ainsi que ceux des animaux, puisqu'ils sont également aussi, soumis aux phases normales, dont la phase glycogénique-alcoolique est la phase initiale, de même que la phase putride en est la phase terminale. Vérité qui n'a pas besoin d'être démontrée! Par conséquent la pustule qui se forme sur le pis d'une génisse ou d'une vache, saturée d'une sérosité toxique et contagieuse, est un ferment putride, expulsé de l'économie de ces animaux, en raison de l'antagonisme qui existe entre tous les ferments, dont la bile ou le fiel sont la base minérale, lorsque les sucs putrides contaminent ce principe vital de premier ordre, dans les conditions expliquées à la page 149 de mon livre.

Par conséquent encore, la sérosité putride dénommée vaccin, fût-elle prise directement sur la pustule vaginale en question, ne peut que progresser en virulence, après une ou plusieurs cultures ou inoculations, surtout si le virus trouve dans l'économie du vacciné, des sucs putrides, toxiques, de nature exclusivement altérable, c'est-à-dire provenant des matières animales du bol alimentaire des hommes, éminemment omnivores, dont les déjections accumulées dans les cloaques ou fosses d'aisances des agglomérations humaines sont la cause unique, irréfutable, de toutes les épidémies! Vérité qui crève les yeux et que j'ai suffisamment définie pour qu'il soit nécessaire d'insister plus longuement.

Or, de même qu'une piqûre anatomique entraîne des accidents que nul vaccin n'est capable d'enrayer (1), de même la piqûre d'une mouche charbonneuse transmet le virus toxique du charbon, dont l'origine est la même et qu'un vaccin quelconque ne saurait ramener non plus à un degré moins fort! Qui est-ce qui soutiendra le contraire? Enfin n'est-il pas notoire encore, qu'une colonie infinitésimale de mycodermes-acéti introduite, soit, dans un foudre de plusieurs hectolitres de bière, soit, dans une pièce de vin, finit par transformer ces liquides organiques, ayant achevé en partie la phase alcoolique, en acide acétique ou vinaigre! De même que les ferments ou moisissures putrides, nées sur des déjections humaines, transmettent non-seulement l'odeur nauséabonde qui caractérise leur protoplasma putride, mais encore le goût amer spécial aux ferments de la même nature, soit à du moût de bière, soit à du vin, en fûts ou en bouteilles, lorsque le hasard ou la main des hommes introduit ces agents, destructeurs par excellence, dans ces liquides. Expérimentation concluante

(1) Voir à la page 143.

qui ne laisse pas de doutes sur l'influence qu'exercent ces organismes sur les liquides fermentés qu'ils actionnent ! Phénomène auquel les bactéries ne prennent aucune part, ainsi qu'il est si facile de le démontrer expérimentalement.

Il faut donc avoir perdu le sens commun, pour s'imaginer qu'un vaccin pris sur la pustule d'une génisse tuberculeuse, ou à la veille de le devenir, puisse garantir un enfant, un jeune homme, un homme fait, pendant un laps de temps dont on ne connaît pas même la durée, contre les variations différentielles de la température, cause unique des fluxions de poitrine, de la phthisie, de la diphtérie, du croup, etc., quand même ce virus aurait passé et repassé dans l'économie d'un chien, d'un lapin et finalement dans celle d'un cheval !! Surtout si l'on réfléchit que l'animal vacciné est accessible lui-même aux accidents qui sont les suites fatales d'un arrêt de la circulation, lorsqu'il est exposé à supporter pendant un temps, une pluie glaciale, torrentielle, par exemple, faits naturels assez fréquents, auxquels les animaux domestiques sont encore plus exposés que l'homme, lequel a la faculté de se garer. Il s'agirait donc simplement de se faire vacciner pour qu'il soit possible de se mettre impunément sous une gouttière..... Quelle absurdité !

Mais quoi ! le dix-neuvième siècle croit au microbe et à la vaccine, avec la même foi, le même aveuglement que nos ancêtres croyaient aux revenants, tellement il est vrai que l'ignorance est crédule ! Et sur quelle autorité se base cette créance inepte ? Sur une méthode empruntée par Jenner à des empiriques turcs !!

Erreur regrettable, accréditée davantage encore, parce qu'elle a été mise en pratique et généralisée par un savant, dont les nombreuses erreurs sont patentes, même pour son entourage, mais que personne n'a le courage de relever, parce qu'il est l'arbitre incontesté de toutes les compétitions aux grades universitaires, d'où dépendent les places, les sinécures, auxquelles nul ne saurait prétendre, s'il ne partage ou ne feint de partager, des théories dont l'application n'a jusqu'à ce jour, de l'aveu même de ses adeptes, produit que des désastres !

C'est en raison de ce lâche calcul, que les novateurs sont écartés du sanctuaire de la science et que nos malheureux jeunes gens, Polytechniciens, Saint-Cyriens, Lycéens, etc., nos pauvres soldats vaccinés, revaccinés et rerevaccinés, crèvent comme des mouches ! C'est ainsi que la routine impose l'usage de la quinine, qui n'a jamais coupé net quelle fièvre que ce soit, définitivement à qui que ce soit, et dont un conseil de santé a cru devoir cependant saturer nos soldats de l'expédition madécasse, *à titre prophylactique*, sans se rendre compte que cette mesure enlèverait, au contraire, une partie de leur énergie vitale aux jeunes hommes soumis à cette intoxication soi-disant préventive ! Car ce spécifique enraye la digestion, aussi bien que le processus normal qui en résulte — la fermentation humaine ou animale — en même temps qu'il modifie la nature du ferment alcalin par excellence — la bile !

Quand donc cette vérité sera-t-elle reconnue exacte et proclamée une fois pour toutes ?

Pour en revenir à la culture du vaccin du croup, je ferai simplement remarquer que les *ferments* en général, sans exception, se transforment selon la nature même du liquide dans lequel ils sont transplantés. Ainsi, lorsque ces liquides n'ont pas accompli leur évolution alcoolique, les ferments acétiques par exemple, reviennent à leur état primitif de ferments alcooliques.

C'est aussi ce que M. Pasteur a observé sur des micodermes-acéti, recueillis sur du vin aigre, lesquels reviennent à l'état de micodermes-vini après leur ensemencement dans du vin nouveau, contenant encore une partie notable de sucre. De même que ces organismes retournent à leur état acétique, au cours d'un processus du même genre, lorsqu'il se parachève après un ensemencement des mêmes micodermes-vini dans du vin vieux, c'est-à-dire dans un liquide ayant accompli l'évolution saccharine alcoolique initiale.

Preuve incontestable que le sucre, issu lui-même du principe alcalin.(1), sans lequel aucune reproduction de ferments n'est possible, est le meilleur des antiseptiques, contrairement à l'opinion de Raspail ! Car aussitôt que la production du sucre cesse de se manifester en nous, notre économie liquide tombe en putréfaction !

Or, comment les cultivateurs de l'Institut Pasteur, qui ne savent pas même la physiologie, démontreront-ils que leur vaccin est capable de ramener l'économie d'un diabétique par exemple (dont le sucre est incapable de se transformer en alcool), à son état normal ?

Enfin comment s'y prendront-ils pour rendre l'économie humaine, en général, complètement réfractaire à la cause unique de notre destruction, *la fermentation putride* ou fétide, au moyen de vaccins spéciaux, efficaces contre chaque virus, puisque la théorie du microbe semble devoir être définitivement mise au rancart, ainsi que la vaccine proprement dite, définitivement jugée, paraît-il, en désespoir de cause, puisqu'elle est remplacée par la transfusion d'une quantité notable de sérum animal?

Mais alors! qu'advient-il des fameuses théories du — Maître — dont les disciples entreprennent le sauvetage ? Et à qui M. Pasteur fera-t-il croire encore qu'il a jamais guéri quelqu'un de la rage ! Il suffit de jeter un coup d'œil sur le *Manuel de la santé,* de Raspail, qui cite des noms, pour se rendre compte qu'il l'a inoculée au contraire, à de pauvres diables , assez malavisés pour se fier à ses coupables expérimentations, malheureusement exaltées dans les journaux, par des réclames et des panégyriques outrés ! Accidents que ce savant ne pouvait nier pourtant, mais qu'il annonçait tranquillement pouvoir éviter désormais, *en atténuant encore un tantinet* ses remarquables cultures !? Il est douteux, pour moi, que M. Pasteur ou l'un ou l'autre de

(1) Notamment dans le foie.

ses disciples soient personnellement assez convaincus de
l'efficacité de leurs spécifiques pour expérimenter sur
eux-mêmes l'effet du merveilleux vaccin de la rage !
J'avoue que, pour ma part, je ne m'y fierais pas. —
Non ! absolument pas (1) !

Enfin, n'est-il pas insensé de soutenir pendant trente
années consécutives de pareilles impostures et faut-il
que la crédulité publique soit montée au paroxysme,
pour se laisser prendre sans cesse et sans relâche à l'annonce de résultats que l'imagination des expérimenta-
teurs engage trop facilement à considérer comme des
succès, alors que la science et la logique démentent la
possibilité de conjurer un mal par un autre mal. C'est
ainsi que j'ai vu récemment dans un article, soi-disant
scientifique, étalé tout au long dans les colonnes d'un
journal très-répandu, préconiser cette théorie étonnante :
Qu'une maladie chasse une maladie, comme un clou chasse
un autre clou ! Voilà le point où nous en sommes à la
fin de ce dix-neuvième siècle, dit de lumières !

Toutefois j'admets pour un instant que l'inoculation
du sérum d'un cheval vacciné parvienne à préserver du
croup, par exemple, malgré l'absurdité de cette hypo-
thèse, pour me demander quel est le vaccin qu'imagine-
ront MM. Roux, Kitasato et consorts, non-seulement
pour préserver les gens, mais encore pour les guérir —
de l'Influenza, — par exemple ?

Cette maladie épidémique, dont on meurt parfaitement bien, lorsque la fièvre, c'est-à-dire la fermentation
tumultueuse et finalement putride, arrive à son maximum d'intensité, n'est-elle donc pas visiblement attri-
buable à la modification chimique de l'atmosphère ?

---

(1) La rage ne se développe en réalité que très-rarement dans
l'organisme humain ; je connais, pour ma part, au moins six personnes qui n'ont pas succombé aux morsures de chiens réellement
enragés et reconnus comme tels. Il faut que l'économie de l'individu mordu soit déjà contaminée outre mesure, pour que la rage se
développe et arrive à son maximum d'intensité, d'où résulte la
mort !

Phénomène dont on n'a cure à l'Institut Pasteur!
puisque les bactériologistes qui en font partie ont le
devoir d'attribuer toutes nos maladies aux — Microbes,
— c'est-à-dire aux vibrions et aux bactéries dont les
ovules charriés par l'air, se livreraient ces combats
homériques au sein de notre économie, entrevus par
M. Pasteur, si l'on s'en rapporte à la théorie de la
fermentation putride préconisée par M. Troost, d'après
les travaux immortels du Maître de l'antiseptie !

En effet, si l'on réfléchit à la modification que doit
subir l'air respirable, à Paris par exemple, en raison des
quantités colossales d'émanations gazeuses, sulfureuses,
qui se dégagent en hiver des milliers et des milliers de
foyers en ignition, surtout de ceux provenant d'appareils
de chauffage d'invention récente (1), il est impossible
de ne pas s'étonner que les accidents pulmonaires, la
grippe ou l'influenza, ne soient pas plus fréquents,
surtout lorsque la tranquillité de l'atmosphère entretient
comme un voile funèbre sur les grandes cités, notamment à Paris, à Londres, à Lyon, etc., en un mot sur les
villes arrosées par des cours d'eau, capables de main-
tenir un certain degré d'humidité dans l'air, origine des
vapeurs denses dénommées brouillards, dont l'odeur
particulière est familière à chacun de nous.

Or, maintenant que j'ai signalé le rôle important que
les — *ferments aériens* — remplissent à l'égard de la
respiration humaine, il ne peut être douteux que la
nature de ces agents de la respiration se modifie en
partie lorsque ces corps organisés qui respirent pour
nous, sont englobés dans ces vapeurs hydrosulfurées,
saturées même encore d'oxyde de carbone, alors qu'ils
pénètrent en nous et que leur protoplasma anestésié par
le froid, infecté au contact de l'air impur, imprégné lui-
même de fumée, de suie, de soufre libéré, etc., est
déversé dans notre économie, après l'incubation de ces

(1) Les poêles mobiles, qui sont de véritables gazomètres en
miniature.

corps microscopiques, parmi lesquels se trouve toujours une certaine quantité de ferments parasites, polycellulaires ou moisissures !

Ces ferments doivent donc acquérir les mêmes facultés nuisibles qui caractérisent aussi — les *fumago !* — c'est-à-dire les champignons de figures diverses, cloisonnés ou non, de la famille des sphériées, qui laissent des traînées jaunâtres sur les feuilles et les écorces des plantes, à la surface desquelles le hasard des vents les déposent. Fait dont il est logique de déduire : que certaines spores aériennes, plus particulièrement actionnées par les vapeurs contaminées de l'atmosphère ambiante, brûlent les parois pharyngiennes et laryngiennes lorsque, aspirées par la bouche, elles attaquent nos organes respiratoires, absolument comme les — fumagos — brûlent ou laissent une traînée sulfureuse sur les feuilles et les écorces des plantes que ces parasites attaquent.

D'autre part, pour peu que l'économie des personnes — influencées — ou grippées — soit affaiblie par une maladie aiguë en pleine évolution, ou même par une maladie ayant laissé des suites, comme cela arrive après une maladie infectieuse quelconque mal guérie, ces personnes — mal blanchies — seront d'autant plus exposées à contracter la grippe, que leur économie sécrète des sucs, dont la toxicité est comparable, ou se rapproche, de la nature de celle du protoplasma des — ferments aériens, — contaminé lui-même après un séjour prolongé au sein de l'air, lequel est un simple mélange, dont la nature chimique est par conséquent modifiée aussi, au moyen d'un surcroît de combinaisons gazeuses, qui n'entrent qu'exceptionnellement dans sa composition normale.

En présence de ce phénomène chimique, météorologique, d'où résultent des maux auxquels les bactéries ou les vibrions ne prennent certainement aucune part active, il est permis de se demander quel genre de vaccin les — fumistes — de l'Institut Pasteur inventeront pour nous garantir contre l'influenza? maladie de laquelle on meurt aussi bien qu'on meurt de la diphtérie, de la fièvre typhoïde, du croup, etc. Tireront-ils ce — spécifique — curatif ou prophylactique d'une — locomotive — préalablement vaccinée?

Qu'y aurait-il d'étonnant à cela? puisqu'en brasserie on parle sérieusement — de *vacciner la bière* — et qu'un journal rapportait sérieusement aussi ces jours, qu'il serait nécessaire que les livres des bibliothèques publiques fussent — *vaccinés* !! — Après de pareilles élucubrations, il ne reste plus qu'à tirer l'échelle !

Tels sont les résultats des immortels travaux de M. Pasteur! De là cette colossale ignorance d'accidents pathogènes, très-simples, très-clairs par eux-mêmes, pour ceux qu'un entraînement fanatique n'aveugle pas au point, de leur faire sacrifier la raison pure, à je ne sais quelle folle interprétation de phénomènes, parfaitement nets et scientifiquement démontrables, empiriquement dénaturés !

Mais quoi! M. Pasteur et ses disciples ont prononcé, et tout le monde s'incline !

Les journaux presque tous favorables à ces jongleries, évidemment trompés, circonvenus, crient au miracle après l'annonce communiquée de quelque maigre résultat! Puis le silence se fait de nouveau, jusqu'à ce qu'un jour des faits incontestables viennent démentir les semblants de succès dont la découverte fait toujours affluer, en attendant, de nouveaux subsides, inutilement dépensés, aux cours de recherches stériles, qui ne peuvent aboutir à — RIEN !

Car, si nos bouillons de culture sont soumis aux mêmes lois de la fermentation alcoolique acétique et finalement putride, comme cela est certain, puisqu'il est indéniable que notre organisme fabrique du sucre, — base de toute fermentation, — il est non moins incontestable que ce processus vital de premier ordre est subordonné lui-même à la qualité de notre ferment alcalin, — la bile, — sans la présence duquel aucune reproduction organique cellulaire n'est possible. Il faut donc se résigner, tôt ou tard, à comprendre ce qui, en brasserie, est un fait : que tous les ferments, y compris notre ferment vital, se contaminent au contact du gaz carbonique, origine des gaz putrides qui se développent constamment dans nos intestins, lorsqu'après des refroidissements successifs, ou même après l'allongement anormal de nos viscères, les fonctions naturelles cessent de se produire partiellement ou totalement ! Car ces mêmes appareils, distillateurs par excellence, lorsqu'ils sont encombrés de — drèches — non assimilables, s'ils ne distillent plus que des sucs de qualité douteuse, finissent également par devenir un foyer pestilentiel où prospèrent des colonies vermiculaires, des ascarides lombricoïdes, etc., issus d'ovules déposés sur nos aliments par — la musca putris surtout, — dont les pontes prolifiques sont connues, lorsque ces mouches se posent, soit sur des viandes, soit sur des fruits, soit sur d'autres aliments — le fromage par exemple — exposés aux étalages des marchands, produits alimentaires rarement garantis contre l'invasion de ces parasites !

A part cela, n'est-il pas constaté que les mouches, en général, sont capables aussi de transmettre les ferments putrides, recueillis sur des déjections, qui s'attachent à leurs pattes, pourvues elles-mêmes de millions de poils, brosses naturelles servant aussi à leur toilette. Enfin, n'est-il pas constaté scientifiquement, ce qu'on semble ignorer également, que les vers intestinaux eux-mêmes, le Ténia solium armé, le Tricocéphale dispar, le Bothriocéphale large, sont attaqués, soit, par le distome hépatique, soit par le distome lancéolé, parasites qui prospèrent, surtout dans les conduits biliaires ! Tandis que — les leptothrix — ou bactéries, — c'est-à-dire les microbes de M. Pasteur, — ne se trouvent jamais à l'état normal, soit dans le contenu de l'intestin ou de celui de l'estomac de l'homme, malgré qu'il en ait sur la langue et entre les dents ! Mais ils s'y développent de dix à vingt-quatre heures après la mort chez les suppliciés et pendant la vie, durant un grand nombre de maladies ! Il est surtout un certain nombre de dyspepsies gastriques de longue durée, à vomissements fluides, troubles grisâtres ou brunâtres, qui sont déterminées par des ferments (leptothrix), avec ou sans lencocytes, preuve incontestable que ce sont uniquement les ferments, dont les amas de cellules ovoïdes ou sphériques visibles, en séries ou isolés, dans ces déjections, sont la cause principale de toutes nos maladies (1).

Enfin, n'est-il pas logique d'admettre encore que les nématoïdes — les infusoires — les acariens, — dont plusieurs espèces pullulent aussi dans l'estomac des animaux, des ruminants surtout (du cheval et du mouton en particulier), finissent par envahir le foie, la rate, l'intestin grêle, l'estomac, et se répandent dans le cœur, à la surface des poumons, dans le cerveau, en un mot dans tous les organes alimentés par les canaux afférents, microorganismes dont le sang est le véhicule et le réceptacle, et représentent ces articles filiformes qui pour les bactériologistes, seraient la cause directe du charbon chez ces animaux !

C'est donc uniquement le virus toxique, dont le sang vicié cherche à se débarrasser, qui creuse les vacuoles de la phthisie, espèce d'aphthes comme il s'en produit aussi dans la bouche, dans lesquels s'enkystent les bacilles de la tuberculose, soit lorsque ces organismes envahissent petit à petit l'économie entière, soit lorsque leurs ovules charriés par l'air pénètrent avec les ferments aériens et les poussières qu'elle contient, jusque dans les cavités pulmonaires bronchiques. Il est donc impossible d'attribuer les ravages qui se produisent dans ces organes uniquement à ces bacilles — d'autant plus que dans beaucoup de cas, les mucus expectorés n'en contiennent pas de traces ! Vérité qui démontre clairement, que c'est uniquement à la virulence acquise par nos bouillons de culture, que l'on puisse raisonnablement

(1) Ch. Robin, *Traité du Microscope,* pages 520, 521.

attribuer, la destruction progressive des capillaires lym-
phatiques et celle des leucocytes, que ces vaisseaux contiennent, d'où résultent les mucosités purulentes, expec-
torées à mesure que ces vaisseaux sont littéralement
brûlés !

De même que les capillaires sanguins crèvent à
mesure que l'action corrosive des sucs toxiques les
entame, d'où résultent les crachements de sang !

Par conséquent, il est impossible d'admettre qu'un
vaccin, atténué ou non, puisse empêcher de pareils accidents de se produire. Il faut avoir perdu le sens, je le
répète, pour admettre cela ! Je soutiens donc, avec M. le
docteur Pigeon et les praticiens sensés, qui font partie
de la Société anti-vaccinatoire, qu'en inoculant le
vaccin de la variole, dont la sérosité ne peut être que
*nuisible,,* puisqu'elle est expulsée de l'économie d'une
vache ou d'une génisse tuberculeuse, ou en train de le
devenir, que ce ferment inoculé ne peut que prospérer
dans l'économie humaine, à laquelle il *boutera le feu*
après avoir couvé pendant une durée plus ou moins
longue, subordonnée à la qualité même des bouillons de
culture de l'individu vacciné ! Absolument comme le
feu d'un incendie mal éteint, couve et finit par éclater,
lorsque de nouveaux aliments contribuent à le propager,
c'est-à-dire, pour le vaccin, lorsque l'organisme des
vaccinés sécrète progressivement des sucs putrides, dont
l'origine ne peut être recherchée que parmi les scories
non éliminées de la nutrition ! Surtout lorsque la nutrition elle-même se compose en grande partie d'aliments
pauvres en sucre, c'est-à-dire de nature ou d'origine
animale, principes éminemment putrescibles !

C'est ainsi que nos soldats, presqu'exclusivement
nourris de bouillon de viande, et quelle viande ? devien-
nent accessibles à la fièvre typhoïde, aussitôt après une
revaccination, malheureusement obligatoire ! À l'appui
de cette thèse, je citerai encore un exemple, un fait
résultant de cette méthode illogique, de transmission
d'une maladie infectieuse par inoculation, d'où peuvent

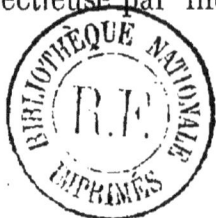

résulter également aussi, soit la diphtérie, soit la tuberculose, soit la variole, soit le croup, etc., accidents dont l'origine remonte presque toujours à l'inoculation d'un vaccin quelconque. Cause unique, dont les effets dissemblables ne peuvent être attribués qu'à la différence purement physiologique des tempéraments!!... Donc, il y a quelques années de cela, lorsqu'on inoculait encore le vaccin humain, l'enfant d'un ingénieur (habitant Nantes à cette époque), fut vacciné pour la première fois et le virus pris sur cet enfant (du sexe masculin), paraissant très-sain, servit à la revaccination des soldats d'une caserne d'infanterie, où peu de temps après, la fièvre typhoïde ne tarda pas à se manifester. Epidémie au cours de laquelle de nombreux sujets succombèrent.

C'est ainsi que quelques années auparavant, la fièvre typhoïde enleva mon pauvre fils et un bon nombre de ses camarades avec deux surveillants, dans un lycée, où la revaccination obligatoire fut appliquée; mesure infâme contre laquelle je proteste! car je la considère comme misérablement homicide!

Qu'elle soit donc supprimée! Car l'assainissement progressif de nos cités suffit pour enrayer des cas considérables de diphtérie, de variole, de fièvre typhoïde, de croup, etc., maladies endémiques jadis, qui proviennent uniquement de la diffusion des miasmes putrides répandus dans les courants atmosphériques et aspirés; maladies que la méthode actuelle a transformées en épidémies, par suite de l'inoculation du ferment putride, constituant la base de tous les vaccins!

Il n'existe, au surplus, qu'un moyen prophylactique unique, le seul qui soit capable de régénérer notre ferment alcalin, la — bile, — de même qu'il régénère les ferments de la levure, dont l'origine est commune, c'est-à-dire l'emploi rationnel de la soude et de la magnésie, que je pratique, non-seulement sur moi-même avec succès, mais sur tout mon entourage.

La valeur scientifique de ce moyen m'a, du reste, été confirmée par une observation de M. Ch. Robin, lequel a constaté — que les spermatozoïdes — sont non-seulement visibles, mais paraissent être parfois encore vigoureux, au sein d'un liquide organique, dans lequel se sont formés des cristaux ammoniaco-magnésiens, lorsque les autres éléments anatomiques d'un cadavre en dissection sont en partie détruits et que les liquides normaux du sujet sont devenus fétides par putréfaction ! Preuve incontestable que la soude et la magnésie sont, avec le sucre et le sel marin, les antiseptiques par excellence ! les seuls qui ne sont pas nuisibles.

Par conséquent je me fais fort de rendre n'importe quel sujet réfractaire à toutes les maladies épidémiques et contagieuses, après un traitement prophylactique, dont la durée se limitera au degré de pureté relative, de ses bouillons de culture ; traitement dont ces sels éminemment analeptiques sont la base unique.

Veuillez agréer, Messieurs, l'assurance de ma haute considération.

CH. DÜRR.

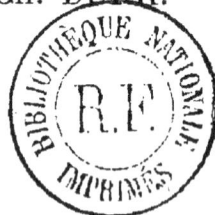

Nevers, G. Vallière, imp.

293

www.ingramcontent.com/pod-product-compliance
Lightning Source LLC
Chambersburg PA
CBHW050435210326
41520CB00019B/5932